SANS AUCUNE DROGUE

RIEN QU'AVEC UN RÉGIME ALIMENTAIRE APPROPRIÉ
ET UNE HYGIÈNE BIEN COMPRISE

Guérison certaine

DU

RHUMATISME AIGU

et soulagement certain du

RHUMATISME CHRONIQUE

PAR

Le Docteur ALLINSON

LICENTIATE (1879) OF THE ROYAL COLLEGES OF PHYSICIANS
AND SURGEONS EDINBURGH

Traduit de l'anglais par A. THIRION, L. L. A.
University of St Andrews. Scotland.

Prix : 1 fr. 25

...NDON
...'AUTEUR
...sh Place, W.

PARIS
A. MALOINE, ÉDITEUR
25-27, rue de l'École-de-Médecine, 25-27

1904

SANS AUCUNE DROGUE

OUVRAGES DU MÊME AUTEUR

Médecine Hygiénique.................. 1 25
Maladies des Poumons................ 1 25
Maladies de l'Estomac................ 1 25
Livre pour les Femmes mariées........ 1 25
Livre de Cuisine végétarienne.......... 0 10
Divers livres de Médecine pour acquérir la santé et la conserver, etc., etc.

SANS AUCUNE DROGUE

RIEN QU'AVEC UN RÉGIME ALIMENTAIRE APPROPRIÉ
ET UNE HYGIÈNE BIEN COMPRISE

Guérison certaine
DU
RHUMATISME AIGU
et soulagement certain du
RHUMATISME CHRONIQUE

PAR

Le Docteur ALLINSON
LICENTIATE (1879) OF THE ROYAL COLLEGES OF PHYSICIANS
AND SURGEONS EDINBURGH

Traduit de l'anglais par A. THIRION, L. L. A.
University of St Andrews. Scotland.

Prix : 1 fr. 25

LONDON
CHEZ L'AUTEUR
Spanish Place, W.

PARIS
A. MALOINE, ÉDITEUR
25-27, rue de l'École-de-Médecine, 25-27

1904

PRÉFACE

Plusieurs milliers d'exemplaires de ce volume se sont vendus en quinze ans ; de nombreuses lettres de reconnaissance me sont venues de toutes parts, de là le désir de répandre ce livre à l'étranger et l'idée de cette traduction.

Ce n'est plus l'espérance que j'offre aux martyrs du rhumatisme, c'est la certitude de guérison, c'est un fait prouvé. Je ne leur dis pas plus d'espérer guérir que je ne leur dirais d'espérer que dimanche prochain viendra. L'un est aussi sûr que l'autre. On n'espère pas les choses sûres, on y compte.

Mais à quelles conditions ?

A la condition de ne prendre :

aucune drogue,

aucune viande, ni poisson, ni volaille, ni gibier,

aucune boisson fermentée,
aucun liquide contenant de la chaux,
aucun aliment ajoutant au système :
de l'acide urique,
de l'urée,
ou de l'acide lactique.
ou produisant ces acides,
et je donne la liste de ces aliments à éviter.

Alors quels aliments donner aux malades?

— Leur donner seulement les aliments qui aident à expulser au dehors :
l'acide urique,
l'urée,
et l'acide lactique.

Et je donne la liste de ces aliments à faire prendre, ainsi que la manière de les préparer.

Je donne aussi la liste des aliments à ne prendre qu'avec modération.

Je n'emploie pas de grands mots techniques, c'est pour le malade que j'écris.

Il n'y a pas de mystère dans mon traitement : j'explique la raison de tout ce que je conseille, soit comme régime alimentaire, soit comme règle d'hygiène.

Je remonte aux causes et j'explique les effets : et pour ne laisser dans l'esprit qu'un ensemble très net et très clair, loin de renvoyer le lecteur à une vérité déjà exprimée, je ne crains pas de répéter cette même vérité chaque fois que la chose est nécessaire pour la clarté du sens.

T. R. Allinson

Règles à observer

1. — Faire usage de *pain complet* ou *pain entier*.

2. — Ne se servir que d'eau ne contenant pas de chaux, parce que la chaux s'unit chimiquement avec l'acide urique dans le sang et forme l'urate de chaux, qui est un produit chimique causant les douleurs dans les jointures, les enflures, etc.

3. — Manger et boire tiède, parce que la nourriture chaude est avalée trop vite sans être suffisamment mâchée, et parce que les boissons chaudes et les aliments chauds détruisent l'activité des sucs gastriques et affaiblissent la muqueuse de l'estomac.

4. — Préférer les salades *crues* et les fruits *crus* parce que ces aliments contiennent, à l'état de crudité, des acides et des sels sous la forme que le corps humain peut s'assimiler le mieux. Si ces

salades et ces fruits se mangent au commencement du repas, ou si l'on ne mange rien autre, ils se digèrent mieux que s'ils sont pris avec d'autres nourritures cuites.

5. — Préférer la limonade faite à la maison avec du citron coupé en tranches, à la limonade achetée toute faite dans des bouteilles cachetées, parce que des produits chimiques se trouvent souvent dans ces préparations faites à l'avance et sont très nuisibles au malade.

6. — Le lait est à éviter complètement pendant la crise aiguë *à cause de l'acide lactique qu'il contient*, et à ne prendre qu'avec modération en tous temps par les rhumatisants.

CHAPITRE PREMIER

Rhumatisme.

REMARQUES PRÉLIMINAIRES

Le rhumatisme est le nom donné à cette maladie des jointures qui, parfois, attaque une ou plusieurs jointures et saute d'une jointure à l'autre en ce cas on l'appelle : rhumatisme aigu ; et parfois attaque une ou plusieurs jointures sans qu'on puisse s'en débarrasser d'une façon permanente ; en ce cas on l'appelle rhumatisme chronique.

rhumatisme aigu

rhumatisme chronique

Le rhumatisme aigu est connu sous le nom de fièvre rhumatismale.

fièvre rhumatismale

Le rhumatisme chronique peut être le résultat d'attaques répétées de fièvres rhumatismales, ou il peut venir lentement, graduellement; il est généralement connu sous le nom de rhumatisme arthritique.

rhumatisme arthritique

Sur toutes les personnes attaquées de rhumatismes, nous trouvons une moyenne de 27 0/0 dont les parents étaient rhumatisants; nous pouvons

moyenne des rhumatismes

donc dire que cette maladie est quelque peu héréditaire. Si les mêmes conditions qui l'ont causée chez les parents se retrouvent chez l'enfant, l'enfant en sera atteint plus jeune que ses parents ne l'ont été.

La majorité des personnes atteintes pour la première fois sont au-dessous de la trentaine, de seize à vingt-cinq ans étant l'âge auquel la plupart des rhumatisants sont atteints pour la première fois.

Nous avons des cas avant et après cet âge, mais ils ne sont pas aussi fréquents que dans cette décade.

influence de l'occupation et de la position sociales

L'occupation et la position sociales ont beaucoup d'influence sur cette maladie ; ceux qui sont exposés à tous les changements de temps, et qui, en même temps, ne vivent pas d'une façon hygiénique en souffrent le plus. Ceux qui, vivant dans de meilleures conditions ne vivent pas d'une façon hygiénique, mais qui ne sont pas exposés à l'intempérie des saisons, et qui ont cette tendance rhumatismale, souffrent de la goutte dans leurs vieux jours.

districts prédisposant aux rhumatismes par leur position géographique

De plus, certains districts sont désignés sous le nom de districts rhumatismaux, ce qui veux dire que si les habitants vivent dans de mauvaises conditions, ils souffriront de rhumatismes plus tôt qu'ils n'en souffriraient dans d'autres districts.

le rhumatism n'est pas une maladie inévitable

le rhumatisme est le résultat d'un mauvai régime alimentaire

s'abstenir de viande et de liqueurs fermentées

Pour ma part, je considère cette maladie comme étant le résultat de conditions non hygiéniques qu'on peut exclure de son existence. L'expérience prouve qu'on peut l'attribuer complètement à un mauvais régime alimentaire et à une mauvaise hygiène. Toutes les fois que certaine nourriture est consommée et que les règles hygiéniques ne sont pas observées, il faut nous attendre à rencontrer cette maladie, n'importe d'où nous viennent les compte-rendus : du Canada, des Tropiques, ou des latitudes tempérées. N'importe où vont les Anglais, ils portent avec eux leurs habitudes particulières de se nourrir et de boire,dont le résultat est le rhumatisme. Où les gens ne mangent pas de viande, ni ne boivent de liqueurs fermentées, on ne souffre pas derhumatismes : s'abstenir de viande et de liqueurs sont les deux plus importantes conditions à remplir pour se guérir de cette maladie, si on l'a, et pour s'en préserver si on ne l'a pas.

le rhumatisme ne se développ pas quand le système est dans de bonne conditions

Je sais que la plupart des gens pensent que s'exposer à l'air humide, ou à des refroidissements, ou coucher dans des lits dont les draps n'ont pas été assez bien séchés, est la cause de leurs douleurs rhumatismales. Cela est vrai jusqu'à un certain point, mais si leur système avait été dans de bonnes conditions, une fatigue temporaire eût été le seul résultat et rien autre chose. Etant donné une tendance aux rhumatismes et un système dans de mauvaises conditions et plein d'impuretés, s'exposer au froid ou à un courant d'air, ou coucher dans un lit humide peuvent amener la crise rhumatismale. Mais étant donné une constitution dans de bonnes conditions, et n'importe quel risque, si grave qu'il soit, n'amènera le rhumatisme parce que la personne n'a pas dans son système le poison permettant au rhumatisme de se développer.

D'un autre côté, il y a des sujets qui n'ont aucune tendance rhumatismale, et chez eux, le risque dont nous parlions amènera la fluxion de poitrine, l'inflammation des intestins ou de n'importe quelle autre partie.

nditions dans lesquelles se développe le rhumatisme

Les conditions pour attraper le rhumatisme sont : premièrement, une tendance aux rhumatismes, puis l'appauvrissement dans le système et, en dernier, être exposé au froid ou à l'humidité.

Ma première attention a été attirée vers cette maladie par quelques statistiques que j'ai recueillies parmi les végétariens.

Statistiques parmi s végétariens.

J'ai été frappé par le fait que je n'ai jamais personnellement rencontré quelqu'un qui ait souffert d'une fièvre rhumatismale après avoir abandonné l'usage de la viande, et, d'autre part, beaucoup m'ont écrit que depuis qu'ils ont abandonné l'usage de la viande, ils n'ont eu aucune rechute de leurs douleurs rhumatismales.

Après une longue expérience, j'ai trouvé que ce fait ne se dément pas, et que le rhumatisme est une maladie presque inconnue parmi les végétariens et ceux qui s'abstiennent de vins et de liqueurs fermentées ; à l'appui de cette assertion, je citerai ce fait : Un malade m'a raconté que lui et cinq de ses amis, du même âge, furent atteints d'une fièvre rhumatismale presque en même temps. Mon malade fût le seul qui abandonna entièrement l'usage de la viande. Plus de vingt ans se sont écoulés depuis qu'il ne mange plus de viande, et il n'a jamais eu une autre attaque, tandis que les autres en ont eu trois ou quatre, et plusieurs en sont même restés infirmes pour le reste de leur vie.

Le rhumatisme est presque inconnu chez les végétariens et ceux qui s'abstiennent de boissons fermentées.

Les rhumatismes semblent augmenter en raison directe de la prospérité nationale ; car, là où il y a beaucoup d'argent, les gens dépensent davantage sur la viande et les boissons fermentées qui, comme je l'ai déjà dit, sont la grande cause de cette maladie. Non seulement la richesse et la nourriture succulente qui, souvent, en résulte, augmentent le nombre des cas de rhumatismes, mais elles amènent une recrudescence de toutes les autres

pourquoi la richesse semble favoriser le rhumatisme

maladies puisque la matière inerte ou superflue dans le système est la cause de toutes nos maladies. N'importe quelle maladie débarrassera le système de toutes les impuretés contenues dans l'économie. A l'appui de ceci, je citerai ce qu'un malade m'écrit : « J'ai souffert d'une maladie de foie pendant bien des années, subitement j'en ai été délivré et à la place j'ai souffert de la goutte pendant plusieurs années jusqu'à ce qu'une attaque de petite vérole soit venue me délivrer entièrement de la goutte. »

Dans la Nouvelle-Zélande, où le mouton se vend cinq sous la livre, il y a beaucoup de cas de rhumatismes, surtout parmi les commis aux écritures qui mangent trop de viande et n'ont pas assez d'exercice ni d'air pur.

statistiques montrant que les cas de rhumatismes ont augmenté depuis les trente dernières années

Les statistiques montrent que le rhumatisme a graduellement augmenté depuis quelques années. Pendant les trente dernières années, le rhumatisme a tué, en Angleterre, 120 malades sur un million de notre population, ce qui veut dire 4.800 par an. En vingt-cinq ans, les morts de cette maladie ont doublé. Ces 4.800 morts ne semblent pas beaucoup, si on les compare à celles résultant d'autres maladies, mais *elles ne sont pas inévitables*, et elles attaquent principalement les personnes à la fleur de l'âge et qui devraient être utiles à l'Etat, et, en plus de ces morts, nous avons à déplorer le nombre d'estropiés pour la vie et qui deviennent une charge à leurs familles ou à l'Etat.

Les régistres mortuaires nous prouvent que le rhumatisme tue quatre malades sur cent, de sorte que 4.800 morts par an prouvent que 120.000 personnes ont cette maladie dans une année.

Comme la durée de cette maladie, même dans les attaques les plus bénignes, n'est jamais de moins de dix jours, et comme elle peut durer de trois à six mois, et même davantage, nous pouvons bien l'appeler une maladie terrible. Si nous calculons que chaque malade souffre pendant un mois, ceci représente 10.000 personnes alitées pendant toute une année ! Pendant ce temps, elles souffrent, ne peuvent rien gagner, mais, au contraire, sont une charge, et doivent être être remplacées dans leurs maisons de commerce ou autres occupations.

De plus, il y a les maladies chroniques, et nous pouvons bien voir quel ennemi terrible nous avons devant nous, et qui aurait pu être évité, dans la plupart des cas, si les victimes avaient su comment vivre et agir conformément.

résultats indirects du rhumatisme.

Nous ne connaissons pas complètement les résultats indirects du rhumatisme, mais c'est la cause de bien des souffrances, surtout si l'on continue le mode de vie qui y a donné lieu. Il laisse souvent une faiblesse cardiaque, des palpitations, même une grave maladie de cœur, et l'hydropisie cardiaque.

résultats des attaques rhumatismales

Si le rhumatisme ne tue pas vite, il estropie, et à la longue, c'est de cela qu'on meurt, à moins qu'on ne s'en guérisse en suivant un régime alimentaire approprié, commencé à temps et en observant toutes les règles hygiéniques.

CHAPITRE II

Causes du rhumatisme aigu.

Les causes du rhumatisme aigu sont nombreuses mais elles peuvent se résumer en peu de mots : *causes du rhumatisme aigu*

Aliments mal appropriés,
boissons mal appropriées.
mauvaises habitudes,
mauvaises conditions hygiéniques.

1° *Les aliments mal appropriés* sont ceux qui fournissent au système un excès d'éléments azotés non-assimilés dans l'organisme. Ces aliments azotés sont : *1re cause : aliments mal appropriés*

éléments azotés

La chair des animaux,
la chair des oiseaux,
la chair des poissons,
les œufs,
le fromage,
le lait,
les haricots,

les lentilles,
les pois cassés,
les choses sucrées.

Quand la chair des animaux est mangée, presque tout est digéré et absorbé par le système. Les reins ne peuvent fonctionner que jusqu'à un certain point, ils ne peuvent chaque jour débarrasser le système que d'une certaine quantité d'éléments azotés, en moyenne quatre onces par jour, et si plus que cela entre dans le même système, le surplus y reste, et y établit la maladie, le plus souvent le rhumatisme,

fonction des reins

La viande est dissoute dans le système en deux produits d'excrétion : l'acide urique et l'urée. L'acide urique est un produit amené dans le système par des éléments azotés tels que :

acide urique

La chair d'animaux,
le poisson,
la volaille,
les œufs,
les pois cassés,
les lentilles,
le thé,
le café,
le cacao.

l'acide urique est rejeté principalement par les reins et on peut le voir sous forme de grains de sable dans l'urine. Toute personne en bonne santé *rejette chaque jour, une certaine quantité d'acide urique, c'est l'excès de cet acide urique qui cause le rhumatisme.*

Une des principales fonctions du foie est de sécréter la bile, et cette bile est nécessaire pour changer le gras de la nourriture en une matière savonneuse qui est alors prise dans le sang et aïde à nourrir le corps, et à y maintenir la chaleur. fonction du foie fonction de la bile

Le foie est le grand dépurateur organique. Les reins sont les appareils de notre corps qui travaillent, qui conduisent l'urine à la vessie, ce sont les filtres du corps au moyen desquels l'urée, l'acide urique et les autres déchets azotés sont rejetés du corps dans l'urine.

Quand les reins, sorte d'égoût, ne fonctionnent pas bien, tout va mal. Le trop plein de certaines matières en excès dans le corps, ou qui n'ont pas été rejetées au dehors par un organe, ou par la transpiration, produit un excès d'acide urique qui, restant dans les tissus, produit la goutte et le rhumatisme.

Des deux produits excréteurs qui existent, l'acide urique est celui dont il est plus difficile de se débarrasser, mais l'exercice, l'air, et certains légumes aident à le convertir en urée qui est plus soluble et l'urée moins nuisible. L'acide urique et l'urée sont les principaux poisons dans le rhumatisme et la goutte, et produisent aussi différentes sortes de pierre dans les reins et la vessie. Quand on voit une sorte de gravier dans l'urine, ce sédiment est formé par l'acide urique et l'urée. S'il y a, dans l'eau qu'on boit, beaucoup de bicarbonate de soude ou autre sel de soude pris dans la nourriture, comme dans le pain sous forme de poudre pour faire lever la farine, l'acide urique s'unit à cette matière et produit des urates de soude qui forment, autour des jointures, des concrétions dont il est bien difficile de se débarrasser.

azote des légumes

L'azote des légumes n'est pas digéré aussi entièrement que celui de la viande. Un homme peut vivre de viande comme seule nourriture pendant un certain temps, mais pour en arriver là, il faut qu'il en mange jusqu'à six livres par jour parce que trois quarts du volume de la viande fraîche ne forment que de l'eau et, sur ces six livres, la plus grande partie passe dans le système. Les pois, les fèves, les lentilles remplacent la viande pour le végétarien, c'est-à-dire que ces légumes secs sont ses aliments azotés, car l'*azote en petite quanlité est nécessaire*. Mais s'il essayait de ne vivre que de cela, il aurait besoin d'en consommer nn peu plus d'une livre par jour. Examinons maintenant quelle est la différence entre ces deux régimes : dans l'un, on consomme six livres de viande par jour, tandis que dans l'autre on consomme une livre de pois. Ceci se comprendra mieux à l'aide d'une table montrant la composition des deux aliments :

comparaison des régimes alimentaires avec viande et sans viande

VIANDE		POIS	
Matière azotée...	19,3	Matière azotée...	25,2
Gras	3,6	Amidon et gras..	61,0
Matière saline...	5,1	Matière saline....	2,3
Eau	72,0	Eau	11,5
	100,0		100,0

D'après cette table, nous voyons que les pois sont plus azotés que la viande, les analystes nous disent que l'azote dans les pois ne se digère pas aussi complètement que l'azote de la viande, il s'en suit donc que les pois, tout en contenant plus d'azote que la viande, font moins de mal au système. Si un homme avait à manger huit livres de viande par jour, il aurait plus de cent cinquante parties d'azote mais s'il ne se nourrit que de pois et en mange deux livres par jour, il a cinquante parties d'azote dans sa nourriture, c'est-à-dire le tiers de ce qu'il avait quand il se nourrissait de viande.

pourquoi les végétariens sont exempts de rhumatismes

Ce fait explique en partie comment les végétariens sont exempts de rhumatismes. La personne qui mange de la viande avec modération absorbe plus d'azote que ne le fait le végétarien et *en a souvent plus qu'il ne lui en faut..*

les œufs. le fromage et le lait ne doivent être employés qu'avec modération par les rhumatisants

Les œufs et le fromage, possédant beaucoup d'azote soluble, ne doivent s'employer qu'avec grande modération; et le lait, à cause de l'acide lactique qu'il renferme, ne doit être pris qu'en très petite quantité, par ceux qui ont des tendances rhumatismales. Si, en outre du tableau ci-dessus. nous montrons l'analyse du froment dont on fait le pain entier, et l'analyse du fruit (et je conseille fort aux rhumatisants chroniques de ne se nourrir que de ces deux aliments) nous voyons l'avantage d'un tel régime sur n'importe quel autre.

les malades atteints de rhumatismes chroniques ne devraient se nourrir que de pain entier et de fruits

analyse du froment et analyse du fruit

COMPOSITION DU FROMENT		COMPOSITION MOYENNE DU FRUIT	
Matière azotée...	12,0	Matière azotée...	1,0
Amidon et gras..	70,0	Sucre...........	11,0
Matière minérale.	3,0	Matière minérale.	1,0
Eau............	15,0	Eau............	87,0
	100,0		100,0

Une analyse scrupuleuse montre que la quantité d'urée et d'acide urique se trouve augmentée dans l'urine par la nourriture animale et, diminuée par la nourriture végétale.

Voici deux analyses d'urine après un régime mélangé viande et légumes, et un régime de légumes seuls, respectivement :

comparaison de deux analyses d'urine régime alimentaire avec viande et sans viande

Eau	933,27	934,92
Résidu solide	66,73	65,08
Urée	41,65	25,69
Acide urique	1,18	,89
Acide lactique, matière mucilagineuse et extractive	6,62	22,52
Chlorides d'ammonium et de sodium	3,46	3,71
Sulfates alcalins	7,08	7,23
Phosphates de soude	4,04	3,74
Phosphates de magnésie et de chaux	2,70	1,11

Ces tables sont empruntées à l'ouvrage de E.-T. Kennington sur l'analyse, et nous montrent en un clin d'œil que l'urée et l'acide urique sont en plus grande quantité dans l'urine de celui qui se nourrit de viande et de légumes que dans l'urine du végétarien.

danger pour les rhumatisants du sucre fabriqué

Les aliments préparés avec une grande quantité de sucre fabriqué sont dangereux, car le sucre est changé en acide lactique par le système, c'est pourquoi ceux qui ont une forte tendance aux rhumatismes doivent s'abstenir de sucre, car l'acide lactique qui est formé par le sucre n'est pas beaucoup moins nuisible que l'urée et l'acide urique.

deuxième cause: boissons mal appropriées

2° *Boissons mal appropriées.* — Les boissons qui favorisent la production du rhumatisme sont les boissons fermentées et l'eau dure.

Les boissons fermentées sont :

la bière,
les vins,
les spiritueux.

l'alcool

Le principe actif de toutes les boissons enivrantes est l'alcool.

L'alcool est un poison qui s'attaque aux globules rouges du sang et les empêche de porter l'oxygène aux tissus. Le résultat en est que la nourriture n'est pas suffisamment oxygénée, des impuretés restent dans le sang et sont la cause du rhumatisme. L'alcool donne aussi un surcroît de travail à faire :

aux poumons,
à la peau,
au foie
et aux reins.

Et ces organes étant incapables d'accomplir leurs fonctions et de faire aussi le travail occasionné par l'alcool, ne peuvent rejeter du corps les matières d'élimination qui restent ainsi forcément dans le système.

La bière est doublement pernicieuse car elle renferme et de l'alcool et des sels de chaux. bière

Les pharmaciens et les brasseurs savent bien que c'est l'eau dure qui fait la meilleure bière. On rend l'eau dure au moyen de sels de chaux, et notre meilleure bière contient beaucoup de chaux en solution. eau dure contenant de la chaux

Quand on boit de la bière, la chaux est absorbée dans le système, elle s'unit avec l'acide urique et forme un urate de chaux presque insoluble qui se dépose, dans le rhumatisme, autour des articulations. urate de chaux

Les statistiques montrent que le rhumatisme est moins fréquent parmi ceux qui s'abstiennent entièrement de boire des liqueurs fermentées que chez ceux qui en boivent même modérément.

Je crois que sur dix personnes souffrant de rhumatismes, on en trouvera huit ou neuf qui boivent de l'alcool en plus ou moins grande quantité.

Dans la première partie de ce livre, j'ai dit que le rhumatisme régnait davantage dans certains endroits que dans d'autres : ceci est le résultat du sol et de l'eau qu'on y trouve. Où l'eau contient beaucoup de chaux nous devons nous attendre à trouver cette maladie, c'est une question de plus ou moins; et où le sol est lourd et argileux et ne permet pas à l'eau de pluie de pénétrer dans la terre, il faut aussi nous attendre à rencontrer cette maladie, car l'humidité est une cause excitatrice, provocatrice. Ceux qui travaillent dans le plomb sont enclins au rhumatisme. La gonorrhée peut provoquer une attaque de rhumatisme.

le sol argileux prédisposant aux rhumatismes

troisième cause : les mauvaises habitudes

3° *Les mauvaises habitudes.* — Les principales mauvaises habitudes qui débilitent le système, sont la respiration de l'air impur et le tabac.

le manque d'air. le tabac

le manque d'exercice

Le manque d'air pur laisse le déchet de sécrétion dans le système et est ainsi le point de départ du rhumatisme ou de toute autre maladie. Si l'on ne prend pas de l'exercice à temps, et en quantité suffisante, le superflu de matières à éliminer n'est pas brûlé en entier ; et, restant dans le corps, aide le rhumatisme à se développer pour peu que la personne y ait une tendance. Les causes prédisposantes sont :

les tendances héréditaires.
la nourriture,
les boissons mal appropriées,
les mauvaises habitudes.

le manque d'air,
le manque d'exercice,

Les causes excitatrices, provocatrices, sont celles qui amènent la maladie immédiatement.

Ce sont l'exposition :

au refroidissement,
à un courant d'air,
à l'air froid,
ou l'usage du lit humide.

Je vais expliquer ce que je veux dire par un exemple : Je compare un homme en parfaite santé à une maison de fer. Si je jette dans cette maison de fer une allumette allumée, l'allumette brûlera et s'éteindra, mais si je remplis cette maison de bois, d'huile, de résine et d'autres matériaux inflammables et ensuite y jette une allumette allumée, tout prend feu, et même ma maison de fer peut fondre.

Un corps en parfaite santé peut rapidement se remettre d'un refroidissement, mais, si le système a beaucoup de matières inertes, le refroidissement fera naître une inflammation dont la durée dépend de la quantité d'impuretés dans le système et des moyens employés pour s'en débarrasser.

Dans le rhumatisme, les matières d'excrétion sont la chose qui brûlera tandis que le refroidissement ou le courant d'air est l'allumette qui y mettra le feu. Dans le temps où je n'observais aucune règle hygiénique, je vivais comme tant d'autres, et le rhumatisme était un mal dont je souffrais. J'ai senti des douleurs rhumatismales aiguës me venir aux pouces après avoir bu une bouteille de vin, et il fut un temps où je ne pouvais laisser mes mains exposées à l'air de la nuit pendant que j'étais au lit, sans les voir enfler. Depuis que j'ai abandonné l'usage de la viande et que je me suis abstenu de bière, de vins spiritueux, je n'ai plus eu d'attaques, et pourtant j'ai été plus que jamais exposé au froid ! j'ai été mouillé jusqu'aux os toute la journée ; pendant l'hiver, je suis resté avec les pieds humides du matin au soir ; j'ai dormi avec les fenêtres et la porte de ma chambre à coucher ouvertes toutes grandes, par des nuits glaciales ; j'ai eu les pieds comme des glaçons ; je suis resté parfois étendu sur le sol humide, et pourtant je n'ai plus eu de rhumatismes. J'ai eu parfois une sensation de raideur dans les articulations comme conséquence de mes imprudences, mais une bonne promenade a bien vite fait disparaître cette incommodité.

expérience personnelle de l'auteur

Une personne qui a eu une crise rhumatismale a une tendance aux rechutes à moins qu'elle ne change son mode de vie et n'adopte les règles d'hygiène, et ne mange que *des nourritures appropriées*.

Avec de pareilles précautions, un enfant de rhumatisants peut ne jamais souffrir de cette maladie, et, celui qui en a eu une attaque peut n'avoir jamais de rechutes.

CHAPITRE III

Symptômes du rhumatisme aigu.

Las symptômes du rhumatisme se montrent après avoir été exposé au froid, à l'humidité, ou à un refroidissement. Il survient une sensation générale de malaise; il y a fatigue, manque d'énergie, de vigueur, des maux de tête, et une douleur dans tous les membres; des frissons et une sensation d'engourdissement se font sentir et aussitôt la crise est imminente. Les grosses articulations deviennent rouges, douloureuses et enflent, parfois une seule articulation montre ses phénomènes. Tout mouvement des articulations devient douloureux, de sorte que la partie malade est maintenue forcément à l'état de repos, même le poids des couvertures et des draps devient insupportable. Il y a en même temps tous les signes de la fièvre. Le pouls s'élève jusqu'à 100 ou 120, et même davantage, est plein et est facilement comprimé. (1)

symptômes du rhumatisme aigu

fièvre

(1) A l'état normal le pouls varie entre 60 et 84 pulsations en une minute, avec une légère différence suivant que le sujet est assis, étendu, debout, marchant, ou sous le coup d'une émotion.

transpiration La température marque 101 ou 103 Fahrenheit (1). Le malade transpire beaucoup, et la transpiration

urine a une forte odeur de lait aigre. L'urine est très colorée, peu abondante, et laisse voir un sédiment comme du gravier ; ce sédiment consiste principalement en urée et en acide urique. La langue est chargée et blanchâtre.

langue chargée haleine fétide Il y a un mauvais goût dans la bouche et il n'y a aucun appétit, le malade ne désire que de l'eau ou des boissons acides. A cause de la grande

soif sueur, il y a une soif ardente qui doit être apaisée par des boissons appropriées qui, tout en n'ajoutant rien d'inutile au système, feront écouler le rebut, les humeurs, et en débarrasseront le corps.

eau distillée Le meilleur fluide pour cela est l'eau distillée, et,

eau de pluie bouillie et filtrée s'il est impossible de s'en procurer, l'eau de pluie bouillie et filtrée est ce qu'il y a de mieux. Les intestins peuvent être constipés ou relâchés ; si le malade mange beaucoup, ils seront relâchés, puisque le système ne peut s'assimiler aucune nourriture et veut s'en débarrasser de la manière la plus facile. Quand la fièvre est à son plus haut point, le malade offre un triste spectacle, il est couché sur le dos, une expression d'angoisse est

(1) 103° Farenheit = 38° centigrade.
101° » = 39° »

peinte sur toute la physionomie, qui est enflammée et rouge, le front est couvert d'énormes gouttes de sueur que le malade ne peut essuyer lui-même, puisque ses membres supérieurs sont généralement attaqués. Il ne peut manger seul, il lui est impossible de se mouvoir tant soit peu. S'il dort, ce n'est que pour quelques minutes à la fois, il est en proie à d'horribles rêves ; ce qui le réveille, c'est la douleur qui tord ou tenaille ses jointures qui le font tressaillir soudainement. A cause du poison rhumatismal circulant dans le sang, il est très irritable. La nuit, il y a généralement du délire. Un signe par lequel on peut distinguer le rhumatisme aigu d'une simple inflammation dans une jointure, c'est que le rhumatisme aigu saute d'une articulation à une autre, tandis que l'inflammation se maintient obstinément dans la même articulation. Ainsi, une personne souffrant d'une fièvre rhumatismale peut souffrir du genou vers la nuit, le lendemain matin, ce genou peut être tout à fait sans douleur, et l'épaule peut être douloureuse ; ensuite, c'est le tour de la hanche ou de la cheville, puis du genou, et ainsi de suite, tant que dure la crise. Avec la fièvre rhumatismale, il faut nous attendre à plus ou moins d'inflammation dans la région du péricarde ou enveloppe du cœur, ce qui se reconnaît à une douleur dans la poitrine, près du cœur,

sommeil

la douleur court d'une jointure à une autre

inflammation de l'enveloppe du cœur

La durée de la fièvre, de la douleur dans les articulations et des autres symptômes, varie suivant les circonstances dans lesquelles se trouve le malade; si son organisme contient une grande quantité d'éléments de rebut, ou s'il prend des médicaments, la maladie durera plus longtemps. Au moyen d'une nourriture exclusivement végétarienne, de l'eau distillée, de l'observance des règles hygiéniques, la fièvre peut ne durer qu'une dizaine de jours, et même moins, mais je reviendrai sur ce sujet quand je parlerai en détails du traitement à suivre. Une particularité de de la fièvre rhumatismale est qu'il y a souvent des rechutes, que tous les symptômes reparaissent, et une seconde, une troisième crise peuvent arriver pendant la même maladie. Ces rechutes sont le résultat de nourritures mal appropriées, de traitement sans hygiène et de l'usage de médicaments.

conditions pour que la fièvre ne dure pas longtemps

récidives, rechutes

Si le malade a été bien soigné, les symptômes disparaissent graduellement, l'inflammation ne se fait plus sentir dans les articulations qui peuvent alors reprendre leurs mouvements ordinaires, le pouls redevient naturel, la fièvre disparaît, l'urine redevient claire et pâle, la sueur cesse, l'appétit revient, et le malade se remet complètement.

CHAPITRE IV

Complications du rhumatisme aigu.

La fièvre rhumatismale n'est pas fatale par elle-même ; ce sont pluiôt ses résultats qui sont à craindre, Le cœur est le principal organe affecté et sur 100 cas de maladies de cœur, il y en a cinquante qui sont le résultat de fièvres rhumatismales. Si le cœur est affecté, pendant la fièvre, le malade peut ne pas sentir de douleur, et s'il y a douleur, c'est généralement au-dessus du sein gauche. Les douleurs affectant le cœur pendant la fièvre rhumatismale sont la péricardite, ou inflammation du l'enveloppe du cœur ; la myocardite, ou inflammation du muscle du cœur, et un dépôt de fibrine sur les valves du cœur.

maladies de cœur

péricardite myocardite

La péricardite se reconnaît par la sensation de coups de poignard au cœur et souvent par une sen-

dépôt de fibrine sur les valves du cœur

sation de trop plein ou de suffocation dans la poitrine. Le dépôt de fibrine sur les valves du cœur est de la plus grande gravité, car ce dépôt empêche l'action complète et parfaite des valves, et est la cause de beaucoup de complications. Si certaines valves sont attaquées, le cœur lui-même se gonfle, s'élargit, tandis que si d'autres valves sont attaquées, ce sont les poumons qui souffrent d'un état de congestion chronique. Pendant la fièvre rhumatismale et dans toutes les autres fièvres, le sang contient un excès de fibrine et accuse une diminution de sels alcalins. C'est cet excès de fibrine qui se dépose sur les valves et cause les complications énumérées ci-dessus. Dans la maladie aiguë, la fièvre, à son état culminant, est aussi à craindre; si jamais la température s'élève au-dessus de 103 Fahrenheit (1), il faudrait prendre un prompt moyen de l'abaisser : le bain serait le meilleur moyen.

bain comme moyen d'apaiser la température

Un bain chaud, environ 90 Fahrenheit abaisserait vite la température, mais dans le chapitre sur le Traitement à suivre, j'entrerai dans plus de détails sur ce sujet.

(1) 103° Farenheit = 39° centigrade.
90° » = 32° »

CHAPITRE V

Résultats du rhumatisme aigu.

Les résultats du rhumatisme aigu sont nombreux, on peut dire que la moitié des cas des maladies de cœur ont une origine cardiaque, chez les enfants la danse de Saint-Guy en est souvent le résultat, et les maladies des poumons, du cerveau, des vaisseaux sanguins et des reins sont souvent aussi les résultats du rhumatisme aigu. maladies de cœur

CHAPITRE VI

Traitement du rhumatisme aigu.

Le traitement à suivre dans cette maladie est très simple, et le succès dépend de la manière dont les conseils donnés ci-dessous seront suivis. D'abord et avant tout, il faut établir cette vérité indubitable que soigner par des médicaments est non-seulement inutile, mais dangereux.

danger des médicaments

Il ne faut jamais oublier que la fièvre rhumatismale est une crise, un moyen d'expulser au dehors tous les résidus, les déchets qui empoisonnent le sang, et qu'essayer de supprimer ce moyen de nettoyer le système de ces substances toxiques est fort dangereux.

Il faut aider la Nature dans son travail de purification plutôt que la contrarier par un surcroît de nourritures, de boissons et de médicaments. Si nous étudions cette maladie d'après un point de vue naturel, nous verrons que le malade, ne pouvant se remuer, est incapable de s'assimiler la nourriture avant que la fièvre ne l'ait quitté.

Il faut nous laisser guider par les symptômes. Si la crise est bénigne, le malade restera à la maison, étendu sur un canapé, mais si la crise est grave, il se mettra au lit.

soif

Comme la soif est généralement ardente, on l'apaisera par des boissons telles qu'elles n'apporteront aucun poison dans l'économie, mais purifieront le sang et feront éliminer une partie du superflu, du trop plein. Pour cela je ne connais rien de mieux que l'eau distillée, et à défaut, l'eau de pluie filtrée On peut se procurer des alambics et distiller l'eau à la maison, ou bien on peut se procurer de l'eau distillée chez tous les pharmaciens.

eau distillée

limonade
boire tiède
manière de faire la limonade

l'avantage du citron

On peut administrer l'eau distillée pure ou y mettre du citron. La meilleure manière de faire de la limonade est de peler et de couper le citron en tranches que l'on met dans un vase, de jeter de l'eau bouillante sur ces tranches de citron, il vaut mieux de ne pas ajouter de sucre, et boire froid. Un citron peut faire trois pintes de limonade. L'acide du citron est bon pour dissoudre les sels de soude et en débarrasser le sang, en même temps il porte un peu d'oxygène dans le système, mettant le corps à même de rejeter les impuretés.

Notre malade étant dans son lit et ayant sa soif apaisée est dans de bonnes conditions, il faut alors lui donner à respirer l'air le plus pur; en conséquence la fenêtre de sa chambre doit être ouverte nuit et jour, entr'ouverte en hiver, et grande ouverte en été. Quand il fait froid, on peut lui faire du feu. Il faut éponger le corps du malade tous les jours avec de l'eau à 100° Fahrenheit (1). Si le malade peut bouger, il peut prendre un bain chaud, et être ensuite bien séché et bien frictionné. S'il est dans son lit, il faut lui éponger toutes les parties du corps séparément d'abord les bras, puis la poitrine, ensuite le corps, et enfin les membres inférieurs. A mesure qu'une partie est lavée et essuyée il faut la recouvrir et en laver une autre.

air pur

fenêtre nuit et jour

éponger le malade

La figure et les mains peuvent être épongées avec de l'eau tiède trois ou quatre fois par jour. L'utilité du bain est d'enlever toutes les excrétions acides et de laisser les pores de la peau ouverts de façon que la sueur puisse aisément passer. On recommande généralement de mettre le malade entre deux couvertures. Je trouve que généralement le malade se plaint d'avoir la peau irritée par la laine des couvertures, et je ne vois aucun inconvénient à ce qu'il soit entre des draps.

bain

couvertures

(1) 100° Farenheit = 37° 1/2 centigrade.

la nourriture

La partie la plus importante du traitement à suivre consiste dans la nourriture. Notre but doit être de nourrir notre malade avec des aliments qui n'ajoutent rien de nuisible à l'économie, pour cela les fruits naturels sont ce qu'il y a de mieux, parce qu'ils fournissent au sang l'eau pure, des acides végétaux et un peu de sucre ; l'eau et les acides aident à le débarrasser de tous les produits nuisibles accumulés dans le système, et le sucre aide à lui conserver la chaleur naturelle. La partie nutritive des fruits est facilement absorbée et n'a pas besoin de beaucoup de digestion, et les fruits, ont sur les intestins une légère action laxative, ce qui fait qu'on peut se dispenser d'administrer des purgations. On peut permettre les fruits de la saison, et ceux qui sont quelque peu acides sont les meilleurs, surtout les pommes mûres, les oranges, le raisin, les cerises, les prunes, les poires, les fraises, les framboises et les groseilles à maquereau.

les fruits

sucre

eau d'orge
heures des repas

Pendant l'état aigu de la fièvre, le régime du malade ne doit consister que d'eau d'orge perlé et de fruits. Vers huit heures du matin, à midi, à et quatre heures de l'après-midi, donner une tasse contenant à peu près huit onces d'eau d'orge perlé, et ensuite une pomme cuite, une orange, ou quatre onces (1)

(1) 1 once = 28 grammes, 8 = 224 gr. et 4 = 112 gr.

de fruits crus. Faire cuire les fruits détruit la combinaison naturelle des acides et des sels alcalins qu'ils contiennent. L'eau d'orge peut être prise froide ou tiède et doit être bue à petites gorgées, on peut y ajouter du citron pour lui donner du goût.

pourquoi les fruits crus sont préférables aux fruits cuits

A huit heures du soir la limonade ou l'eau d'orge doivent être faites beaucoup moins épaisses, on peut même ne donner que de l'eau bouillie ou de l'eau panée, mais, règle générale, aucun liquide épais, ni de fruits. Une semaine de ce simple régime fera tomber la fièvre.

L'eau d'orge se fait de la manière suivante : faire bouillir une once d'orge dans un quart (1) d'eau pendant trois heures, ajoutant un peu d'eau à mesure que cela s'épaissit. Il faut qu'elle soit renouvelée tous les jours. Je conseille de ne pas mettre de lait dans l'eau d'orge parce que le lait a une tendance à aggraver la maladie et à en prolonger la durée à cause de l'acide lactique qu'il contient.

manière de faire l'eau d'orge

ne pas mettre de lait dans l'eau d'orge

A défaut d'orge perlé, on pourra se servir d'eau de riz, de maïs, de froment, préparée de la même manière.

Quand les symptômes aigus ont bien diminué, que la douleur a quitté les articulations, et que le malade commence à avoir faim, on peut donner

(1) Un quart = environ 1 litre.

plus de nourriture. A chaque repas, on donnera à peu près :

trois onces (1) de pain entier,
une tasse de cacao sans sucre,
et quelques fruits frais.

Après quelques jours de ce régime, on pourra permettre au milieu de la journée un repas qui consistera en :

une soupe aux légumes et au pain,
et en quelques fruits crus.

manière de faire la soupe aux légumes

La soupe aux légumes se fait de la manière suivante : faire bouillir pendant deux heures dans de l'eau distillée ou de l'eau de pluie filtrée :

des carottes,
des navets,
des oignons,
des pommes de terre,
du céleri,
des asperges,
une once d'orge perlé.

Mettre très peu de sel et de poivre. Il faut couper tous ces légumes très fins, en les retirant de la marmite, les passer au tamis, et ne donner au malade que ce qui a passé par le tamis.

Quatre onces de pain *entier* données en rôties

(1) 3 onces = 84 grammes.

peuvent se prendre avec une assiettée de cette soupe qui ne doit pas être mangée avant d'être refroidie (le malade ne doit rien manger, ni rien boire de chaud).

régime un peu plus varié après une semaine

Après une semaine de ce régime de soupes au milieu de la journée, si le malade se sent plus fort, et n'a plus beaucoup de douleurs, il peut prendre plus de nourriture, et avoir plus de variété.

Au déjeuner :

à 8 heures du matin.
et à 4 heures de l'après-midi.

Il peut prendre du pain entier et un peu de beurre :

une tasse de cacao,
des fruits crus ou des légumes.

repas au milieu du jour

Au milieu de la journée le malade pourra prendre :

des légumes,
des pommes de terre,
un œuf trois fois par semaine.
du macaroni avec fruits et légumes deux fois par semaine.
de la soupe aux légumes, passée au tamis, deux fois par semaine (1).

(1) On peut consulter le *Livre de Cuisine*, du docteur Allinson, en vente chez l'auteur. Prix : 10 centimes.

aliments à n'employer qu'avec précaution

Pendant les premiers mois il sera sage de n'employer qu'avec précaution :

le lait.
les œufs,
le fromage,
les pois secs,
les fèves sèches,
les lentilles,
le sucre.

aliments à éviter

Quant à la rhubarbe et aux fruits verts aigres il faudra les éviter entièrement.

Dans les attaques bénignes, on pourra ne pas adopter le régime consistant en eau d'orge perlé, mais il faudra adopter le pain entier et les fruits pour le repas de 8 heures du matin et de 4 heures de l'après-midi, et la soupe aux légumes passée au tamis.

abus des extraits de viande

Le bouillon de mouton, le bouillon de veau, tous les extraits, les essences de viande sont mauvais pour le malade pendant cette attaque rhumatismale et ont une tendance à faire traîner la maladie en langueur, et l'on peut en dire autant de la viande, du poisson, de la volaille. Pendant quelque temps après la maladie, le rhumatisant fera bien d'adopter un régime très simple, une nourriture végétarienne. J'ai traité avec succès des quantités de rhu-

régime végétarien après la crise

tisants et je sais par expérience la supériorité de

ce traitement sur la manière d'autrefois. Un malade m'a dit avoir eu une fièvre rhumatismale il y a bien des années et en avoir souffert pendant trois mois entiers ; il y a eu une seconde attaque et par le moyen de mon traitement il a pu sortir après quinze jours, non pas complétement guéri, mais capable de vaquer à ses affaires.

Quand le malade souffre beaucoup, il faut baigner ses articulations avec de l'eau chaude trois ou quatre fois par jour, et ensuite les envelopper de ouate.

baigner les articulations d malade

Les liniments, l'iode, les vésicatoires sont des instruments de tortures, et sont toujours inutiles, et dans quelques cas ils sont dangereux. A l'état chronique on peut fomenter les jointures avec de l'eau chaude deux fois par jour et ensuite les frictionner avec de l'huile d'olive chaude ; mais à l'état aigu, il vaut mieux ne pas le faire. Si l'on suit le traitement que je conseille, il n'y aura pas lieu de craindre les complications cardiaques, ni les rechutes.

abus des liniments, de l'iode, des vésicatoires

ne pas fomente les articulation à l'état aigu

La plupart des tristes résultats de la fièvre rhumatismale sont les conséquences de la manière dont les médecins ordinaires traitent le malade. Avec leur traitement, la fièvre dure plus longtemps; les aliments mal appropriés qu'ils ordonnent la prolongent, et les médicaments administrés font

la manière d soigner de bie des médecins e plus à craindr que la maladi beaucoup de mal, ne guérissent jamais, et peuvent même causer la mort ; ils affaiblissent toujours le malade, de sorte qu'après la maladie, le malade est sans force aucune pendant longtemps. Certains docteurs ont certaines drogues qu'ils recommandent, blâmant l'usage de toutes les autres. Sir William Gull et le docteur Sulton, deux médecins bien connus en Angleterre, disent que les guérisons les plus rapides sont souvent le résultat des bons soins judicieusement administrés, et que les drogues n'exercent que peu d'influence sur la maladie. En dépit de cette assertion, les médecins continuent de droguer leurs malades, et quel est le résultat ?

effet de l'emploi de l'opium

Si l'opium est administré, il y a diminution d'urine et de bile et il y a constipation, de là, mauvais résultats.

effet de l'emploi du calomel

Le calomel retarde la guérison et affaiblit le malade.

effet de la saignée

Le traitement par la saignée augmente le nombre de cas de maladies de cœur provenant de crises rhumatismales.

effet de la purgation

La purgation ne diminue pas la durée de la maladie, mais diminue la force du malade.

effet des poisons tels que colchique, aconit, hellébore

Le colchique, l'aconit, l'hellébore sont de dangereux poisons, et produisent des symptômes de grand abattement.

effet des sels de potasse

L'usage des sels de potasse ne raccourcit pas la durée de la maladie, mais il détruit les globules rouges du sang, l'appauvrit, et c'est après de tels traitements qu'il y a à redouter les cas de maladies du cœur :

effet de l'acide salicytique et des salicylates

L'acide salicylique et les salicylates de soude ou de potasse ne réduisent pas la durée de cette maladie, pas plus qu'ils n'empêchent les rechutes et les complications. Ils réduisent la température et peuvent diminuer la douleur dans les jointures, mais ils n'ôtent pas le poison rhumatique du système, et si l'on en fait usage pendant assez longtemps ils causent de sérieux symptômes de dépression, et même la mort. Les mauvais symptômes auxquels ils donnent lieu sont :

le bruit de sonnettes dans la tête,
la surdité,
les vomissements,
l'évanouissement,

et lorsqu'on abandonne ces drogues, le rhumatisme a une tendance à revenir.

effet des vésic toires

Les vésicatoires sont encore employés : ils ne font aucun bien, ne font que torturer le malade, et si leurs poisons sont absorbés, il en résulte de graves conséquences dans la région rénale. Tels sont les mauvais résultats que nous rencontrons quand les médecins essaient d'arrêter cette maladie. Dans bien des cas, lenr traitement fait bien plus de mal au système que ne feraient trois ou quatre attaques de la maladie. Ceux qui apprécient ce que c'est que la vie et l'avantage de la santé, ne devraient jamais toucher à ce qui sort de la boutique de l'apothicaire. La-fièvre rhumatismale est une crise qu'on ne peut arrêter, et si l'on essaie de le faire, le malade en souffre.

la fin de ce chapitre répète les mots mêmes qui le commencent tellement j'ai à cœur que mes lecteurs s'en pénètrent

Et même si tous les symptômes pouvaient être arrêtés, ce serait folie que de le faire, puisque le poison resterait dans l'économie et serait la cause d'autres maladies peut-être pires.

CHAPITRE VII

Rhumatisme chronique

Le rhumatisme chronique, ou, comme les médecins l'appellent, l'arthrite, paraît souvent après des crises répétées du rhumatisme aigu, ou il peut venir doucement, graduellement ; mais de quelque manière qu'il arrive, c'est une maladie terrible : c'est plutôt la maladie des personnes âgées que des jeunes. Ceux qui en souffrent peuvent ne ressentir que peu de gêne dans leur constitution, et ne sont pas toujours arrêtés dans leurs occupations, mais les articulations gonflées et raides rendent la vie insupportable, et tout mouvement plus ou moins pénible. Une particularité chez ceux qui en souffrent est qu'ils sont facilement affectés par les changements de temps : ils disent savoir à l'avance s'il va faire humide à cause de la sensation qu'ils ressentent dans les jointures, et le vent d'est leur cause

peau des rhumatisants
transpiration
mauvaise circulation

les mêmes douleurs. La peau des rhumatisants à l'état chronique est souvent sèche et rugueuse, ils transpirent rarement, et ils souffrent beaucoup des effets d'une mauvaise circulation ; par exemple, ils ont souvent les mains et les pieds froids surtout en hiver. Pendant cette maladie, il faut nous attendre à trouver en plus ou moins grande quantité, de l'urate de soude et de chaux déposé dans les tissus des jointures et dans les tendons autour des jointures, ce qui occasionne le gonflement et les difformités des jointures. Les doigts des mains et des pieds sont les parties dans lesquelles nous voyons le plus de difformités, les doigts de pieds viennent les uns sur les autres, les doigts des mains sont enflés et noueux, et les doigts et les mains se retournent et semblent comme tordus. Les jointures des genoux sont remplies de fluide synovial, et sont gonflées, l'exercice est presque impossible, les muscles dépérissent et laissent ainsi les jointures du genou toutes boursouflées.

grande quantité d'urate de soude et de chaux

gonflement, difformité des jointures

fluide synovial dans les jointures des genoux

CHAPITRE VIII

Causes du rhumatisme chronique

Les causes du rhumatisme chronique sont à peu près les mêmes que celles du rhumatisme aigu, seulement nous n'avons pas l'ètat de fièvre rhumatismale, ce sont :

causes du rhumatisme chronique

La nourriture mal appropriée,
le manque d'hygiène,
l'eau dure (c'est-à-dire contenant beaucoup de chaux),
le climat humide.

l'indigestion

Souvent l'indigestion accompagne cette maladie, cette indigestion n'est pas la cause du rhumatisme, mais elle est causée par les mêmes mauvaises conditions qui ont provoqué le rhumatisme :

eczéma et psorasis

L'eczéma,
le psorasis,

sont des maladies de peau qui accompagnent souvent le rhumatisme chronique.

CHAPITRE IX

Symptômes du rhumatisme chronique

Les symptômes du rhumatisme chronique sont les articulations rigides et douloureuses qui craquent quand on essaie de les remuer et qui s'élargissent avec le temps, souvent même il y a dislocation, et aux changements de temps il y a une sensation de tressaillement subit, et de brusques tiraillements.

symptômes

dislocation

CHAPITRE X

Traitement du rhumatisme chronique.

Quand le rhumatisme est devenu chronique il nous faut viser à diminuer les souffrances plutôt qu'à les guérir complètement. L'amélioration se fera sentir dès que l'usage de la viande sera abandonné.

Les aliments les plus nuisibles que le malade puisse prendre sont les stimulants tels que :

aliments à éviter

- la bière,
- les vins,
- les spiritueux,
- le poisson,
- la viande,
- la volaille,

Les aliments que le malade ne doit prendre qu'avec modération sont :

aliments à ne prendre qu'avec modération

- le fromage,
- le lait,

les œufs,
le miel,
le sucre fabriqué.

Les aliments qu'il doit prendre sont :

aliments à prendre

les fruits mûrs et crus,
les légumes,
les céréales,

Et en dernier lieu les produits animaux tels que :

les œufs,
le beurre,
le lait,
et le fromage.

éviter le tabac

Le tabac est à éviter sous n'importe quelle forme que ce soit.

air pur

L'air impur, les veillées, la vie sédentaire sont à éviter.

En respirant toujours l'air pur nous aidons à consumer les substances toxiques qui empoisonnent le système, et nous tenons ainsi la maladie en échec.

exercice

L'exercice aide à l'amélioration en augmentant la quantité d'oxygène dans la respiration, et en produisant la transpiration.

bain

Le bain ouvre les pores de la peau leur permettant d'expulser les impuretés du système.

Faire cuire les fruits, détruit la combinaison naturelle des acides et des sels alcalins qu'ils contiennent et qui sont nécessaires à l'économie surtout chez les rhumatisants, il faut donc, dans le traitement du rhumatisme, donner la préférence aux fruits mûrs et crus. Les fruits mûrs et crus, les salades crues et les légumes crus tels que les tomates, les radis, les concombres, le céléri contiennent des acides végétaux tels que l'acide malique, l'acide citrique et l'acide tartrique, et des sels qui aident à dissoudre la chaux et les autres sels minéraux tels que la soude, la potasse et la magnésie qui sont alors rejetés du sang par les organes secréteurs : la peau, le foie et les reins.

les fruits crus sont préférables aux fruits cuits

bain

Le bain peut consister en un bain tiède par semaine, ou en un bain de vapeur pris tous les quinze jours.

exercice

L'exercice peut consister en une promenade en voiture ou en tricycle, mais si le malade peut marcher, la marche est de beaucoup préférable, il en tirera pour la facilité de ses mouvements, beaucoup plus d'avantages qu'il n'ose en espérer.

Divers mouvements des bras et des mains aideront, avec le temps, à donner de l'aise aux jointures; on peut même recommander des mouvements de gymnastique avec des haltères.

vêtements

Les vêtements doivent être chauds sans l'être trop.

flanelle

Quelques personnes pensent que la flanelle est nécessaire dans cette maladie, mais c'est une erreur ; le mérinos, la soie et d'autres étoffes conservent la chaleur sans irriter la peau comme le fait la flanelle.

Frictionner les jointures et les baigner avec de l'eau bien chaude, matin et soir, apporte souvent du soulagement.

friction

La friction consiste à frotter et à pétrir les jointures, et à essayer de les faire remuer. Pour les frotter on peut employer de l'huile d'olive pour permettre à la main qui frictionne de glisser plus aisément sur les parties malades. La raison pour laquelle on frotte une jointure est que cela force le sang à s'y rendre et le sang alors dissout un peu la chaux qui y est déposée et par conséquent laisse les jointures moins raides.

huile d'olive

eau distillée et eau de pluie filtrée et bouillie

L'usage de l'eau distillée, ou de l'eau de pluie bouillie et filtrée est à recommander, car ni l'une ni l'autre n'apportent de chaux, ni de sels minéraux dans le système, mais ils peuvent dissoudre et faire écouler ces sels.

Les repas doivent être pris trois fois par jour.

limonade

L'emploi du jus de citron en limonade est très bon.

CHAPITRE XI

Entorse. Foulure.

Il n'est pas rare qu'une personne vienne à glisser et à se fouler une jointure, mais au lieu de se remettre en une dizaine de jours, la jointure reste en mauvais état pendant des mois et même des années. Il y a une douleur perpétuelle dans la jointure qui est toujours faible, et qui est affectée par le changement de temps.

La raison en est que le rhumatisme chronique ou la synovite attaque la jointure et la tient dans cet état de faiblesse. Aucune guérison n'est à espérer sans un régime alimentaire approprié. synovite

L'abstinence de viande, de boissons fermentées, de tabac, l'observance des règles hygiéniques, le régime de fruits et de légumes guériront cette maladie. Baigner la jointure avec de l'eau chaude matin et soir et la frictionner ensuite avec de l'huile d'olive apporteront du soulagement, mais le temps et un régime approprié sont indispensables pour remettre la jointure en bon état. abstinence de viande régime à suivre

CHAPITRE XII

Rhumatisme musculaire.

Quelquefois les muscles deviennent fatigués d'être contractés dans la même position et la sensation qu'on ressent alors s'appelle rhumatisme musculaire. En réalité, à proprement parler, le rhumatisme musculaire n'existe pas, puisque le rhumatisme n'appartient qu'aux jointures, mais c'est le nom qu'on est convenu de donner dans les cas où les muscles sont contractés ; le lumbago est une variété de cette maladie et se reconnaît à la douleur ressentie au bas du dos ; impossible d'être à l'aise dans n'importe quelle position, et si le malade se baisse, il lui est parfois impossible de se redresser. Cet état peut durer un ou deux jours ou une semaine ou davantage. Un régime sans viande et des fomentations d'eau chaude à la partie malade apportent un grand soulagement. Porter de larges ceintures couvrant l'abdomen et le bas du dos, fait plus de mal que de bien, et il serait sage d'en abandonner l'usage.

lumbago

régime à suivre

les ceintures sont à éviter

CONCLUSION

J'ai donné brièvement et j'espère clairement la cause, les symptômes, les résultats et le traitement du rhumatisme aigu et du rhumatisme chronique. Je me flatte d'avoir établi d'une façon très claire que :

conditions pour obtenir la guérison

adopter un régime végétarien,
s'abstenir de boissons alcooliques,
éviter le tabac sous toutes ses formes,

sont des garanties absolues contre cette maladie, et que les fruits et les légumes crus sont les antidotes les plus puissants. Les martyrs de cette maladie chronique tireront de grands avantages d'un régime végétarien, et de l'obéissance aux règles hygiéniques et ceux qui sont menacés de cette maladie et qui l'ont eue une fois, ne peuvent mieux faire que d'adopter ce régime et ce genre de vie ; là se trouve leur sûreté. L'expérience m'a prouvé que les fruits crus et l'usage d'eau de citron pas trop forte était le mode de traitement ayant le plus

antidotes

de succès. La quantité de pain *entier* ou pain *complet* est de une livre ou une livre et demie (1) par jour et la même quantité de fruits mûrs et crus, avec, au choix :

quantité à prendre tous les jours

du cresson,
des oignons,
de la laitue,
des radis,
des tomates,
des concombres,
des asperges,
du céleri.

repas de huit heures du matin et de quatre heures de l'après midi

A 8 heures du matin et à 4 heures de l'après-midi les repas consisteront de :

quatre à six onces de pain *entier* (2),
de fruits ou de verdure (comme indiqué ci-dessus),
une tasse de limonade *ou* de cacao sans sucre.

principal repas au milieu du jour

Au milieu du jour, le principal repas consistera de :

huit à douze onces de pain *entier*,

(1) La livre anglaise = 453 grammes.
Une livre et demie = 680 grammes.
(2) 4 à 6 onces = 112 à 168 grammes.
8 à 12 onces = 224 à 336 grammes.

une demi-livre ou une livre de fruits ou de verdure,

et une tasse de limonade (toujours faite d'eau distillée ou d'eau de pluie filtrée).

Quand les malades persévèrent dans cette manière de faire, ils en tirent un grand soulagement. Ce régime est utile principalement pour les formes chroniques, soit qu'elles résultent d'attaques aiguës, réitérées, soit qu'elles soient venues graduellement. Les grands avantages qu'on obtient ainsi viennent de ce que ce régime simple n'apporte aucune matière d'élimination dans l'organisme mais, au contraire, met le corps à même de rejeter les urates, et que l'acide des fruits aide à cette expulsion en rendant ces urates plus solubles.

le grand avantage d'un régime alimentaire aussi simple

Ceux qui se regardent comme incurables ne peuvent rien faire de mieux que d'essayer ce régime qui leur fera le plus grand bien.

TABLE DES MATIÈRES

	Pages
Préface	1
Règles à observer	5
I. Rhumatisme. Remarques préliminaires.	6
II. Causes du rhumatisme aigu	15
III. Symptômes du rhumatisme aigu	28
IV. Complications du rhumatisme aigu	33
V. Résultats du rhumatisme aigu	35
VI. Traitement du rhumatisme aigu	37
VII. Rhumatisme chronique	49
VIII. Causes du rhumatisme chronique	51
IX. Symptômes du rhumatisme chronique	53
X. Traitement du rhumatisme chronique	55
XI. Entorse. Foulure	59
XII. Rhumatisme musculaire	61
Conclusion	63

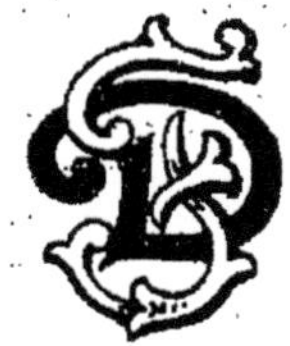

www.ingramcontent.com/pod-product-compliance
Ingram Content Group UK Ltd.
Pitfield, Milton Keynes, MK11 3LW, UK
UKHW020320220726
13923UKWH00003B/1259

9 782019 236748